Franz Günter Leicht

Persönliche Erfahrung mit der Kundalini-Energie und spirituelle Hintergründe

lichtpfeiler.com

Verleger: **Leicht, Franz Günter**, 60 Seiten, s/w,
1 Abbildung

Bestellbar: z.B. über www.lulu.com oder
www.amazon.de

Covergestaltung: Franz Günter Leicht

Druck: Lulu Press, Inc.
         3101 Hillsborough Street
         Raleigh, NC 27607
         United States

ISBN: 978-1-326-61198-9

2. gedruckte Auflage.

Inhalt.

Einleitung.

Wir leben in einer Zeit, in der ein energetischer Einfluss zu verzeichnen ist, der vermutlich so stark wie nie zuvor ist. Zu nennen sind Elektrosmog; das Schwingungsfeld des Kollektivs; Energie des Photonengürtels, in den unser Sonnensystems mehr und mehr eindringt; die uns umgebenden feinstofflichen wie geistigen Energien sowie energetische Veränderungen innerhalb unseres Aura-Systems. In Bezug auf unsere spirituelle Entwicklung sind nicht alle Energien förderlich.

Wenn wir unser Leben beobachten, kommt es uns nicht selten so vor, als ob sich die Energien nicht einmal die Waage halten und dass stattdessen diejenigen Energien die Oberhand gewinnen, die unserer spirituellen Entwicklung entgegenstehen. Dennoch denke ich, dass dies prinzipiell nicht so sein muss. Wir haben die Wahl, in Resonanz mit der einen oder anderen Art von Energie zu kommen, indem wir unsere Aufmerksamkeit auf die entsprechende Energie lenken. Dies erfordert natürlich eine ständige Wachsamkeit.

Ein nicht zu unterschätzender Faktor bei der Beeinflussung von Energien ist die Ausdehnung der Aura des Menschen. Die Aura des Menschen kann unterschiedlich stark ausgedehnt sein. Ist die Aura kaum ausgedehnt, kann sie uns nicht oder nur sehr schwach von den niederenergetischen und selbstzerstörerischen Energien, die uns umgeben, schützen. Denn dann können diese Energien unser Energie-Körpersystem leichter durchdringen oder besser daran anhaften (Besetzung?). Wir sind dann ständig von diesen Energien beeinflusst und müssen ständig gegen sie angehen. Dies macht sich dadurch bemerkbar, dass wir mit unseren positiven Gedanken, mit unseren Gebeten und Affirmationen kaum eine Änderung verspüren, wenngleich sie natürlich da ist. Anders ist es, wenn wir eine stark ausgedehnte Aura haben. Diese schirmt uns von den niederenergetischen und selbstzerstörerischen Gedanken der Menschen sowie von sonstigen niederenergetischen Schwingungen ab. Dies macht sich dadurch bemerkbar, dass wir unsere Ziele schneller und einfacher erreichen können und dass wir viel leichter durchs Leben gehen können.

Mit einer stark ausgedehnten Aura gehen noch andere Effekte einher. Bei einer stark ausgedehnten Aura sind die Energiezentren, Chakren oder Chakras genannt, so sehr ausgebildet, dass sie als optimale Antennen für höherdimensionale Energien empfänglich sind, was die Anbindung an das kosmische Bewusstsein möglich macht. Ist unsere Aura optimal (zu 100 %) ausgedehnt, was einer Reichweite von mehreren Hundert Metern, einem Kilometer oder mehr entspricht, können die feinstofflichen höherdimensionalen Energien frei fließen. Unser Energiekörpersystem ist dann wie ein Supraleiter und erlaubt uns, Energien von der feinstofflichen Ebene auf die materielle Ebene mit Leichtigkeit zu bringen. Vermutlich können Menschen mit einer 100%ig ausgebildeten Aura Dinge materialisieren oder Dinge vollbringen, die bislang als Wunder eingestuft wurden: immun sein gegen tödliche Gifte, über Wasser gehen, Wasser in Wein verwandeln, ...

Die Frage ist nun, wie wir unsere Aura zur Ausdehnung bringen können. Hier gibt es wiederum viele Möglichkeiten. Generell hilft uns, offen für alles zu sein. Sind wir offen für alles, strecken wir quasi unsere Fühler in unbegrenztem Maße aus. Damit hat die Aura die Tendenz, sich auszudehnen. Lassen wir außerdem von Anspannungen oder von sonstigen Dingen los, die uns quasi in Fesseln legen und uns nicht im Lebensstrom fließen lassen, erlauben wir, dass die Energien auch in uns fließen können. Auch dadurch hat die Aura die Tendenz, sich auszudehnen. Im Geiste können wir uns vorstellen, dass wir als Energie weit in die Welt hineinstrahlen, dass wir also selbst die weit strahlende Aura sind.

Sicherlich tragen die hereinkommenden Energien aus dem Kosmos (immer stärker werdende Strahlung durch das Eindringen unseres Sonnensystems in den Photonengürtel, sonstige kosmische Ereignisse) ebenso dazu bei, dass wir immer mehr mit Energien erfüllt werden. Auf der anderen Seite scheint die Masse der Menschen immer stärker in Angst, Furcht und Kampf zu geraten, was u.a. von dunklen Mächten geradezu heraufbeschworen wird. So gesehen scheinen sich die beiden Kräfte mehr oder weniger die Waage zu halten, so dass sich zumindest dem Anschein nach nichts Grundlegendes ändern kann. Dem dunklen Einfluss können wir uns bewusst entziehen, indem wir furchtlos als neutraler Beobachter und voller Vertrauen und Mut unserem inneren Plan/unserer Intuition folgen.

Bei der Ausdehnung der Aura spielt die Kundalini-Energie des Menschen eine bedeutende Rolle. Dazu ist zu sagen, dass diese Energie in jedem Menschen ist. Sie ist eine feinstoffliche Energie, die bei den meisten Menschen in der

Vergangenheit quasi ruhte und sich dadurch ganz und gar nicht bemerkbar machte. In der Zeit der verstärkten Energieeinwirkung und der Selbstentfaltung wird diese Energie im Menschen verstärkt geweckt. Bei dem einen mehr, bei dem anderen weniger.

Die Kundalini-Energie ist also eine feinstoffliche Energie im Menschen, die aktiv sein oder als Energiepotenzial in uns schlummern kann. Schlummert sie, hat sie die Form eines Kugelblitzes. Als Kugelblitz richtet sie nichts an, sprich tut nichts. So merken wir auch nichts von ihr. Indem wir nun von dieser Kugel vorsichtig Teile nach und nach abschälen, bringen wir immer mehr Kundalini-Energie in Fluss. Diese abgeschälten Teile der Kundalini-Energie sorgen dafür, dass sie die Energieblockaden der Aura nach und nach auflösen. Dazu gibt es Visualisierungs- und andere Übungen, um dieses Abschälen herbeizuführen (siehe dazu das Kundalini-Handbuch von Genevieve Lewis Paulson). **Stichwort:** Kundalini-Auslösung, die spontan oder gezielt herbeigeführt werden kann.

Man kann sagen, dass durch den Einfluss der Kundalini-Energie die Aura sich nicht mehr zurückbilden kann. Sie stabilisiert die Aura. Je mehr Kundalini-Energie fließt, desto weiter ist die Aura ausgedehnt und ausgebildet. Z.B. habe ich mal gelesen, dass bei Jesus die Kundalini bis zu 80 % im Fluss gewesen sein soll. Dadurch war die Aura entsprechend ausgebildet und konnte Jesus vermutlich die Wunder wirken, von denen berichtet wurde.

Zur Frage, ob die Aura auch ohne Kundalini-Energie ausgedehnt sein kann, kommen mir folgende Gedanken. Ohne Kundalini-Energie müssten wir vielleicht maßgeblich an einem zurückgezogenen Ort oder gar Ort hoher Kraft (Kraftort) leben, ständig meditieren und/oder ständig hohe Kräfte anrufen. Dies ist praktisch in einer geschäftigen Welt nur bedingt möglich. Es liegt daher nahe, dass wir in einer geschäftigen Gesellschaft die Kundalini-Energie zur Stabilisierung der Aura wirklich brauchen, um in jedem Moment gegen die uns umgebenden zerstörerischen Kräfte mit Leichtigkeit angehen zu können oder gar, um uns über diese Kräfte weit erheben zu können, ohne dass wir uns insgesamt abmühen.

In Bezug auf unsere spirituelle Entwicklung scheinen z.B. der Einfluss aller möglichen künstlichen Strahlungen (Elektrosmog), der große Mangel unserer Lebensmittel an Nährstoffen und Spurenelementen, die verschiedenen Gifte, denen wir ausgesetzt sind, eine nicht auf Biorhythmus ausgeführte Lebensweise und dgl. mehr nicht unerheblich zu sein. Dies heißt nicht, dass das soeben Aufgeführte wirklich schädlich für uns ist, dass dies womöglich aber unseren Geist an die Materie bindet. Ohne diese Dinge wäre unser Geist vermutlich freier. Zumindest können diese Dinge niemals dazu beitragen, dass unsere Aura sich entfalten und dass die inneren Vorgänge in unserem Körpersystem widerstandsfrei vonstattengehen können. Solange unser Energiekörpersystem Blockaden behaftet ist, mangelt es an Versorgung unserer Organe mit Lebensenergie, was wir auf der materiellen Ebene in irgendeiner Form ausgleichen müssen. Mit einer voll ausgebildeten Aura ist unser Energiekörper-System wie ein Supraleiter, der die feinstofflichen und höherdimensionalen Energien widerstandsfrei in uns fließen lassen kann, was uns weitestgehend von irdischen Begebenheiten unabhängig macht. Ohne Kundalini-Energie dürfte es insbesondere in der westlichen Welt meiner Einschätzung nach kaum möglich sein, unser Aura-System vollständig zur Entfaltung zu bringen. Natürlich spricht die Existenz der Kundalini-Energie für sich.

Wohl sollte beachtet werden, dass die Kundalini-Energie eine sehr mächtige Energie ist, die, wenn unser Energiekörpersystem nicht auf sie vorbereitet ist, schwere Krisen mit sich bringen kann. Bei zu starker Kundalini-Auslösung kann das Energie-Körpersystem so stark durcheinander gebracht werden, dass wir eine gewisse Zeit lang zwischen Leben und Tod stehen und wir keinen Einfluss auf den Verlauf haben. Hier ist eine Kontrolle praktisch nicht mehr möglich. **Daher empfiehlt es sich, erspüren zu lernen, wann wir mit dieser Energie arbeiten sollen!!!**

Wir leben einfach in einer Zeit, in der der innere Wunsch nach spiritueller Entwicklung bei immer mehr Menschen immer stärker wird. Sind Menschen in Bezug auf die Kundalini-Energie vorbereitet und besteht zugleich ein starker innerer Drang nach spiritueller Entwicklung, wird sich die Kundalini-Energie wie von selbst melden. Bei mir begann es vor ca. 20 Jahren wie folgt: Damals begann ich, viel zu meditieren. Eines Tages im Halbschlaf vernahm ich eine Botschaft, dass sich in mir innere Kräfte entfalten würden. Auf welche Weise dies erfolgen würde, war mir zunächst überhaupt nicht klar. Wenige Tage später stellte ich während Meditationen immer wieder fest, wie Energie blitzartig durch meinen Körper zischte, als wenn ein Blitz durch meinen Körper schlug. Zuerst dachte ich, dass dies eine Hyperempfindlichkeit sei, wenn jemand im Haus - damals wohnte ich in einem größeren Mietshaus - einen Lichtschalter tätigte. Natürlich konnte ich dies nicht nachprüfen.

Zu dieser Zeit war ich ohnehin auf der Suche nach verschiedenen Themen, mit denen ich mich befassen wollte, wie z.B. Channeling, Kundalini, Esoterik und andere Dinge. Ich hatte etwa 3 oder 4 Themen. Dazu schrieb ich die entsprechenden Begriffe sternförmig auf ein Blatt Papier und pendelte diese Begriffe aus. Der Pendel richtete sich auf „Kundalini" aus. Ich wusste, dass es zu dieser Energie ein Handbuch gab. Dieses kaufte ich mir, um darin zu lesen. Unter anderem waren diese Lichtblitze im Körper als Symptom einer Kundalini-Auslösung beschrieben, die sich spontan ereignen kann bzw. die z.B. vom Heiligen Geist initiiert werden kann. Wer mit dem Begriff „Heiliger Geist" Probleme hat, dem soll gesagt sein, dass solch eine Auslösung von einer höheren Instanz in uns initiiert sein kann. Welchen Namen wir dieser Instanz geben, ist an für sich unerheblich.

Für wen ist diese Ausarbeitung gedacht?

Wenn Du mit Symptomen zu tun hast, die kaum jemand versteht, nicht einmal die Ärzte. Wenn in Deinem Aura-System etwas passiert, das niemand so richtig nachempfinden kann. Wenn die Kundalini-Energie in Dir fehlgeleitet ist und Du ab und zu mit Symptomen konfrontiert bist, für die Du keine übliche Erklärung finden kannst. Wenn Du niemanden hast, mit dem Du über die Kundalini-Energie sprechen kannst. Dann kann Dir diese Ausarbeitung eine kleine Hilfe sein. Denn es hilft Dir schon enorm, wenn Du weißt, was andere Menschen in Verbindung mit dieser Energie erlebt haben. *Dazu sollst Du wissen, dass es in aller Regel einen guten Ausgang gibt und dass diese Energie Dir bei Deinem spirituellen Weg enorm behilflich ist.* Die Kundalini ist Garant dafür, dass Du nicht stehen bleiben und dass Du immer weiter spirituell vorangehen kannst, es sei denn, dass Du mutwillig Deinem Leben ein Ende setzt.

Lange hatte ich gezögert, diese Ausarbeitung zu veröffentlichen, weil ich dachte, dass es zu dem Thema „Kundalini-Energie" genügend zu lesen gibt. Aber vielleicht ist diese Ausarbeitung genau für diejenigen Menschen bedeutend, interessant und zudem **hilfreich, bei denen die Kundalini-Energie wie bei mir einen fehlgeleiteten Weg gegangen ist**. Auch vermute ich, dass dies nicht bei wenigen Menschen der Fall ist. Wir leben nun mal in einer Zeit der geistigen Befreiung.

Weil ich selbst über 20 Jahre Erfahrungen mit der Kundalini-Energie gesammelt habe, denke ich, dass diese Ausarbeitung all denjenigen Mut machen kann, die mit Symptomen konfrontiert sind, die sie nicht erklären können. Selbstverständlich lassen sich nicht alle nicht diagnostizierbaren Symptome (nach herkömmlicher Medizin) auf die Kundalini-Energie zurückführen. Zum Beispiel gibt es auch sogenannte Lichtkörper-Symptome. Aber ich denke, dass die Kundalini keinen unbedeutenden Anteil an solchen Symptomen hat.

Es ist vielleicht auch nicht einmal so wichtig, zu wissen, was die genauen Ursachen sind. Oft genügt es, zu wissen, dass solche Symptome Teil eines allgemeinen Läuterungsprozesses sind, der uns mehr und mehr an unsere wahre Göttlichkeit heranführen möchte. **Dadurch, dass bei diesem Prozess Energien in unser Energiekörper-System einfließen, muss sich unser Körpersystem an diese Veränderungen anpassen.** Und je nachdem, wie stark die

16

entsprechenden Energieströmungen sind, kann die Anpassung dem Körpersystem unterschiedliche Schwierigkeiten bereiten, was sich durch gewisse Symptomatik an Körper und Gemütszustand äußern kann.

Hinweis: Wenn Du Symptome an Dir feststellst, für die es keine medizinische Erklärung gibt, heißt dies aber nicht notwendigerweise, dass in Dir die Kundalini-Energie erwacht ist. Denn es gibt auch sogenannte Lichtkörpersymptome, die medizinisch nicht erklärbar sind. Aber, wenn die Kundalini-Energie in Dir erwacht ist, können durchaus Symptome auftauchen, die sich medizinisch nicht diagnostizieren lassen. Denn ist einmal die Kundalini-Energie in Dir erwacht, hat sie die Tendenz, Energieblockaden aufzulösen. Und je nach Aktivität der Kundalini-Energie kann diese Auflösung schmerzhaft sein und Dich ziemlich durcheinander bringen.

Nichts desto trotz sollte immer darauf bedacht sein, wenn in einem Entwicklungs-Prozess die Kundalini-Energie mit eingebunden ist, dass dies ein großer Segen für uns sein kann oder gar tatsächlich ist, vielleicht von wenigen Ausnahmen abgesehen.

Der Zustand zwischen „Himmel" und „Hölle" oder warum wir oft das Gefühl haben, auf der Stelle zu treten.

1. Wir sind von allen möglichen Energien umgeben. Man könnte sagen, dass wir uns in einem Energiegewässer befinden, das alle möglichen Frequenzen aufweist, von ganz niedrig bis unendlich hoch.

2. Bei den niedrigen Frequenzen sprechen wir der Einfachheit halber von niedrigen, dunklen Energien, die uns nicht gut tun (Blockaden, verdichtete Energien, die uns Grenzen auferlegen). Bei den hohen Frequenzen sprechen wir von lichten, harmonischen Energien, die uns gut tun und die in den Grenzen offen sind.

3. Wir stehen irgendwo zwischen den beiden Typen von Energien, die uns gleichzeitig beeinflussen. Veranschaulicht sind wir ein Mischwasser, das sich aus dem Mischen von kaltem und heißem Wasser ergibt.

4. Das heiße Wasser symbolisiere die lichte, hohe Energie. Das kalte Wasser symbolisiere die niedrige, dunkle Energie.

5. Die Frage ist: **„Wie können wir uns von den hohen lichten Energien hochtragen lassen und**

uns von den niedrigen dunklen Energien
loslösen?"
6. Die einfache Antwort lautet: „Indem ich meine
Aufmerksamkeit auf Friede, Freude, Harmonie
und Liebe lenke!!!"

Gebete, Visualisierungen,
Meditationen; Anrufungen von:
Engeln, Gott, Wesenheiten,
Energien (Symbole, Kristalle,
Energiearbeit am
Körpersystem,
Kundalini-Energie, …).

Weg des Vertrauens, des Los-
lassens, des Glaubens,
der Neutralität, der Hoffnung und
der Liebe;
Weg der Freude, des Mit- und
Füreinander, Weg der Vergebung

hebt uns nach oben

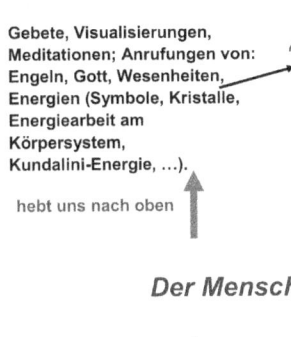

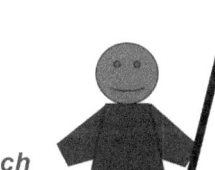

Der Mensch   *zwischen Himmel und Erde*

zieht uns nach unten

Beschäftigung mit irdischen/
materiellen Dingen ohne Liebe;
Suche nach Glück im Außen
(materieller Luxus, Abenteuer,
Reisen und sonstige
Zerstreuungen), Ängste, …

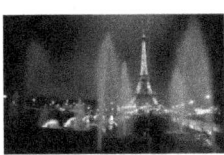
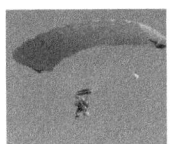
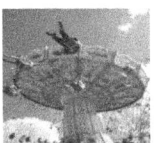

Dazu klare Verhältnismäßigkeiten. Wenn ich etwas ablehne, lenke ich meine Aufmerksamkeit auf das, was ich nicht haben will, und trete damit in Resonanz mit den entsprechenden Energien. Damit binde ich mich an dieses Etwas und ziehe es förmlich an. So also ist Ablehnung nicht der richtige Weg. Besser ist es, alles anzunehmen, weil es mich ohnehin energetisch umgibt. Indem ich mich aber zeitgleich auf meine inneren Impulse und auf mein wahres Wesen besinne, trete ich in Resonanz mit dem lichten, harmonischen Teil von mir bzw. vom Universum. In diesem Fall hebt es mich wie von selbst energetisch nach oben. Die Folge ist, dass ich der höheren lichten Energie erlaube, Blockaden aufzulösen und Teile meines Körpersystems harmonisieren zu lassen. Findet eine schrittweise Harmonisierung meines Energiekörper-Systems statt, heißt dies, dass quasi ein Gesundungsprozess in Gang gesetzt wird.

Fazit: Indem wir uns auf uns selbst und auf die Botschaften in uns besinnen, aber auch auf die inneren Impulse hören, findet eine Besserung unseres Lebens auf allen möglichen Ebenen statt.

Welches sind die einzelnen Dinge, die uns auf diesem Weg behilflich sind? Diese sind stichwortartig:

- Vertrauen, Vergebung/Liebe
- Sich des Lebens erfreuen
- Sich den Balsam für Körper und Seele gönnen
- Mut aufbringen, sein Leben und nicht das der anderen zu leben
- Gebete/Affirmationen/Mantras
- Visualisierungen
- Meditationen und Atemübungen
- Energiearbeit am Körper, Arbeit mit Symbolen (Lichtkristalle)
- Kundalini
- …

Genau in dem Moment, in dem ich in Unfrieden, in Angst, Ärger und Zweifel gerate, kann ich mir bewusst machen, dass ich eine andere Wahl der Aufmerksamkeit habe, um mich so schwingungsmäßig von den niederenergetischen Schwingungen zu entbinden. Die andere Wahl ist nämlich das Gebet, sich positive Dinge sagen (Affirmationen, Mantras) oder sich im Geiste ausmalen, wie es sich anfühlt, im Glück, im Reichtum und im Wohlstand zu stehen.

Nun kennen wir den Ausspruch, dass ein Bild mehr aussagt als tausend Worte. Ähnlich ist es mit der Anwendung von Gebeten, Affirmationen und

Visualisierungen. Kann ich mir im Geiste Bilder von Wunschzielen machen und diese mit einem positiven Gefühl verbinden, kann ich mehr bewirken als durch die Anwendung von tausend Gebeten, Affirmationen oder Mantras. Wenn es mir gelingt, diese Visualisierung in tiefer Meditation zu machen, während meine Stimmung extrem gut ist, können sich die Wunschziele schlagartig verwirklichen. Dazu muss man in einen Schwingungszustand kommen, bei dem das Gehirn Wellen aussendet, die Theta-Wellen (4-8 Hz) oder Delta-Wellen (0,1-4 Hz) genannt werden.

Wenn es uns nicht möglich ist, in solche tiefe Zustände zu kommen, versuchen wir wenigstens für vielleicht 7 Minuten zur Ruhe zu kommen, um diese Visualisierungen zu tätigen. Dies am besten vor dem zu Bett gehen und gleich nach dem Aufwachen.

In gewisser Weise sind Wünsche und Visualisierungen eine Art Bitte. Sofern wir aber eine Bitte aus einem Mangelgefühl heraus äußern, können wir davon ausgehen, dass die Gedanken und Gefühle, die sich dahinter verbergen, eine äußerst starke Kraft haben, die meist unserer Bitte entgegenstehen. Dann können wir davon ausgehen, dass sich nichts oder nur sehr schwer etwas entsprechend unserer Bitte erfüllt bzw. erfüllen kann. Deshalb wird oft davon gesprochen, die Bitte in einem Zustand der Entspannung, des Glücks und des Vertrauens zu äußern. Auch sollte die Bitte so geäußert werden, als wäre alles schon geschehen oder wenigstens potenziell vorhanden. Demgemäß ist eine Bitte, sofern sie wirklich erfolgreich angewendet wird, in Wirklichkeit ein Dankesgebet. Oder anders ausgedrückt, je größer das Gefühl da ist, dass dies oder jenes bereits geschehen ist, und je mehr dieses Gefühl in Dankbarkeit sowie in Freude ausgesendet werden kann, desto leichter kann sich dieses oder jenes manifestieren.

An dieser Stelle sei gesagt, dass es nichts gibt, was wir nicht schon im Geiste geschaffen hätten. Alles ist potenziell vorhanden. Ob und wann wir dies oder jenes wahrnehmen, hat also damit zu tun, auf was wir unser Augenmerk mit all unseren bewussten und unbewussten Gedanken, Gefühlen und Vorstellungen lenken. Da vieles unbewusst ist, kommt es unserem bewussten Geist so vor, als wären wir unserem Schicksal ausgesetzt. So gesehen wären wir unbewusste Schöpfer. Andere würden sagen, dass wir in der Matrix gefangen sind.

Natürlich ist die Bitte nicht auf materielle Dinge beschränkt. Sie kann auch auf die Anbindung an unser wahres Selbst bzw. auf das Gewahrsein unserer waren Göttlichkeit ausgeweitet werden. Hier wäre zu sagen, dass wir im Gewahrsein unserer Göttlichkeit folgende Vorteile haben. Wir kennen dann unsere wahre Bestimmung, wissen wirklich, welche Ziele für uns erstrebenswert sind und können diese Ziele ohne große Meditationsübungen, also mit Leichtigkeit, erreichen. Außerdem sind wir in diesem Zustand keine unbewussten Schöpfer mehr sondern bewusste Schöpfer. Die anderen würden sagen, dass wir dann aus der Matrix ausgestiegen sind.

Um in den Zustand des Gewahrseins unserer Göttlichkeit zu kommen, welcher das End-Ziel unserer Seele sein dürfte, gibt es mehrere Möglichkeiten. Wie gesagt, können wir unsere Bitte so äußern, als sei dies bereits geschehen, was in Wirklichkeit ja so ist. Denn in Wirklichkeit gibt es die Trennung nicht und somit auch nicht die kommunikative Trennung, außer im Schein (im Traum). So gesehen ist dieses Dankesgebet ein Sprungbrett zum Aufwachen. Energetisch gesehen führt das Dankesgebet dazu, dass wir energetisch angehoben werden, weil wir es den hohen lichten Energien erlauben, in uns einströmen zu können, um unser Energiekörpersystem energetisch anzuheben, was auch das Kollektiv energetisch mit-erhebt. Metaphorisch betrachtet erwärmt sich dadurch unser Mischwasser.

Nun, das Dankesgebet ist eine Möglichkeit der energetischen Erhöhung. Eine weitere Möglichkeit ist das Heranziehen von Symbolen, hinter welchen sich positive Energien verbergen. Die sogenannten Lichtkristalle sind Symbole, hinter denen sich Engel, Wesenheiten und Gottheiten verbergen. Diese tragen je nach Aufgabe Energien der Liebe, der Fülle, der Geduld, der Heilung, der Reinigung, der Kraft usw. in sich. Indem wir uns mit diesen Kristallen bewusst beschäftigen, z.B. durch Visualisierungen, durch Zeichnen (mental oder mit Hand) oder durch Einatmen, rufen wir diese Wesenheiten (= Energien) herbei.

Sobald wir sie z.B. auf diese Weise herbeirufen, unterstützen sie uns sofort mit ihren Energien entsprechend ihrer Aufgaben-Bereiche. Meines Wissens gibt es eine Übereinkunft mit unserem Innersten/mit unserer Seele, dass wir bei Anwendung dieser Kristalle (Symbole) die entsprechenden Hilfen, Energien oder/und Botschaften bekommen. Die ganze Lichtwelt steht uns zur Verfügung, auf dass wir sie anrufen und gemeinsam mit ihr das Leben auf Erden in liebe-

und lichtvolle Weise mitgestalten. Auf diese Weise bringen wir den Himmel zur Erde herab. Es ist völlig legitim, Naturkräfte oder geistige Kräfte einzuladen, auf dass sie mit uns wirken (wir mit ihnen und sie mit uns). **GOTTES Idee der Macht liegt ja gerade am Teilen von Zielen mit möglichst allen SEINEN Teilen, die wir Teil von IHM sind.**

Nun steckt nach dem quantenphysikalischen Prinzip in jedem noch so kleinen Teil das Ganze. Indem wir dieses Prinzip auf unsere Wirklichkeit übertragen, können wir sagen, dass wir nicht nur Teil Gottes sind sondern zugleich Gott. Der Teil Gottes (jeder von uns) ist Gott (das Ganze). Und so können wir sagen, wenn wir alle möglichen Energien anrufen, dass wir letztlich auf Aspekte zugreifen, die nicht fremd sondern unser eigen sind.

Bei der Benutzung von Lichtkristallen, was ja nur ein Zugriff auf ein Teil unseres Gesamtaspekts ist, können wir sicher sein, dass das Ergebnis unserer Bemühungen nicht zum Nachteil des Ganzen ist. Bedenken wir dabei, dass die Kraft und Macht der Lichtkristalle größer ist als die Kraft und Macht von Symbolen, welche für egoistische Zwecke (Schwarzmagie) benutzt werden. Warum also Lichtkristalle nicht anderen Symbolen vorziehen?

Wir haben also eine Vielzahl von Möglichkeiten, wie wir unser Leben zum Guten hin umgestalten können. Dabei genügt es, solche Möglichkeiten anzuwenden, die wir momentan leicht tun können bzw. die sich gerade anbieten. Alles kann ausprobiert werden.

Das Feinstoffliche.

Wenn jetzt Aussagen über das Feinstoffliche getätigt werden, heißt dies nicht, dass wir es hier mir Spekulationen zu tun haben, die völlig aus der Luft gegriffen wären. Im Gegenteil, gerade die Kenntnisse der Physik, wonach das Universum nur zu 4 % aus sichtbarer Materie besteht, bestärken die Existenz des Feinstofflichen. So kommt die Physik zu dem Ergebnis, dass das Universum nicht nur aus sichtbarer Materie besteht, sondern auch aus dunkler Materie sowie aus dunkler Energie. Mit dem Begriff „dunkel" wird verstanden, dass es nicht direkt feststellbar oder wahrnehmbar ist. Damit wird also das Unsichtbare verstanden, das mit seinem Anteil von 94 % bei Weitem die sichtbare Materie überwiegt. Allerdings sind die Kenntnisse der Physik maßgeblich auf diese 4 % beschränkt, will heißen, dass die restlichen 96 % kaum erforscht sind. Es ist aber nicht so, dass es überhaupt keine Anhaltspunkte oder Informationen gibt, die diesem großen Restbereich zuzuschreiben wären. Im Gegenteil, hier liefern die Spiritual-Wissenschaften eine Menge Informationen.

Wir kennen zum Beispiel den Begriff „Aura". Manche Menschen können die Aura sehen oder in einer anderen Art wahrnehmen. Dies deutet darauf hin, dass das Aura-System dem Bereich der dunklen Energie oder/und der dunklen Materie zuzuschreiben ist. Im Übrigen ist die Aura oder das Aura-System mittlerweile relativ gut erforscht. Zu nennen ist das Buch „Der Energiekörper des Menschen" von Cyndi Dale, das nach meinen Kenntnissen den bisher am besten herausgearbeiteten Abriss über die feinstofflichen Energiekörper des Menschen liefert. In Verbindung mit dem Aura-System gibt es Begriffe wie Kundalini-Energie, Chakren, Meridiane und feinstoffliche Energiekörper. In genannter Ausarbeitung sind die näheren Zusammenhänge des feinstofflichen Energiekörpersystems mit den Körperorganen m.E. sehr gut beschrieben. Auch gibt es eine Menge anderer Literatur zu diesen Zusammenhängen, die wir finden, wenn wir nach den entsprechenden Begriffen suchen.

Wenn es Störungen im feinstofflichen Bereich gibt, machen sich auf der physischen sowie mentalen Ebene Phänomene (Symptome) bemerkbar, die in die Diagnostik der klassischen Medizin oft nicht mehr reinpassen. Schließlich haben Erfahrungsberichte mit solchen Phänomenen gezeigt, dass die klassische Medizin oder die klassische Psychotherapie ohne die Einbindung des Feinstofflichen nicht immer plausible Erklärungen finden kann. Persönlich nehme ich seit über 20 Jahren feinstoffliche Vorgänge am eigenen Körper wahr und bin seitdem mit entsprechenden Phänomenen auf der physischen Ebene konfrontiert. Seit dieser Zeit war ich außerdem mit mehreren Menschen im Austausch, die über Phänomene berichteten, für die die klassische Medizin oder die klassische Psychotherapie keine plausiblen Antworten bzw. Lösungen hatten. **Diese Erfahrungen haben mich dazu bewogen, diese Ausarbeitung zu veröffentlichen.** So möchte ich in dieser hier vorliegenden Ausarbeitung auf gewisse Zusammenhänge zwischen dem Feinstofflichen und der groben sichtbaren Materie hinweisen. **Nochmals:** Wenn die sichtbare Materie nur einen so geringen Anteil am Gesamten hat, ist es sehr naheliegend, zu sagen, dass der feinstoffliche

Bereich die Materie mit beeinflusst. Umso mehr wird es der klassischen Medizin sowie der klassischen Psychotherapie dienlich sein, das Feinstoffliche in der Diagnostik mit zu berücksichtigen.

Wir leben in einer Zeit, in der sich nach meinen Erfahrungen solche Phänomene und Symptome häufen, für die die klassische Medizin oder die klassische Psychotherapie keine adäquaten Lösungen hat. Nicht selten ist es so, dass Phänomene wie aus heiterem Himmel kommen und wieder gehen, ohne dass eine konkrete Verletzung oder Entzündung am Körper zu verzeichnen ist. Wer mit solchen Phänomenen konfrontiert ist, kann u.U., wenn er die Hintergründe (tieferliegende Ursache) nicht kennt, in Angst oder Panik verfallen. Würde er aber wenigstens einen kleinen Einblick über die tieferliegenden Ursachen haben, würde er mehr die Ruhe bewahren und sich eher befähigen können, die richtigen Maßnahmen einzuleiten. Daher ist diese Ausarbeitung dazu gedacht, auf mögliche Hintergründe hinzuweisen und somit dem Betreffenden die Angst zu nehmen. Angst ist nicht immer ein guter Ratgeber.

Persönliche Erfahrungen mit der Kundalini-Energie.

Nun, falls in Dir die Kundalini-Energie erwacht ist, egal ob Du davon weißt oder nicht, können Symptome wie aus heiterem Himmel auftreten, ohne dass Du eine Ursache dazu festmachen kannst. Hier möchte ich aus eigener Erfahrung mit der Kundalini-Energie berichten, damit Du in etwa eine Vorstellung hast, was passieren kann.

Begonnen hat es bei mir damit, dass ich ab und zu in der Meditation oder in einem entspannten Zustand einen Lichtblitz im Körper vernommen hatte. Meist war es nur ein kurzes lichtartiges Zischen von Energie durch meinen Körper, wie aus heiterem Himmel. Nachdem ich zum ersten Mal mittels einer Visualisierungs-Übung Kundalini bewusst ausgelöst hatte, stellte ich in der Steißbeingegend etwas fest, das sich anfühlte, wie wenn ich ein Ei gelegt habe. Dieses Ei fühlte sich zähflüssig an. Dann zerteilte sich diese Flüssigkeit. Ein Teil wanderte dann durch meinen Körper, als ob dieser Teil systematisch geführt wurde. Etwas später bemerkte ich, wie nach und nach und immer wieder an einer anderen Stelle an der Körperoberfläche etwas kurz pikste und dann anfing sich zu drehen. Ich vermutete, dass ein Chakra nach dem anderen, von denen es Tausende geben soll, aktiviert wurde. Ich konnte feststellen, dass ich diese Chakren linksherum oder rechtsherum drehen lassen konnte, wie ich wollte. Ich konnte dieses Drehen auch stoppen. Vermutlich hatte ich es mit dem bewussten Drehen übertrieben, denn am nächsten Tag war es mir den ganzen Tag über schwindelig.

Sodann hatte ich festgestellt, dass ich etwas riechen konnte, was mir vorher nicht möglich war. Ich konnte Menschen und Pflanzen sehr intensiv riechen. Frauen rochen meist süßlich und Kinder noch süßer. Mir sind auch Menschen begegnet, die unangenehm rochen. Ich vermutete, dass die Menschen mit dem unangenehmen Geruch irgendwie krank waren. Ebenso war mein Geschmackssinn geschärft. Wasser schmeckte süßlich. Sollte der Name Süßwasser daher herrühren, dass die Menschen früher einen solchen ausgeprägten Geschmackssinn hatten und Wasser als süß wahrnahmen? Nun, diesen außergewöhnlichen Geschmacks- und Geruchssinn verlor ich nach wenigen Monaten wieder.

Die nächste Beobachtung war, dass sich von meinem Körper etwas abgelöst hatte und dieses

Ablösen eine drillförmige Bewegung machte. Es war als ob ein Bündel von Haar dünnen Schichten, die um meinen ganzen Körper herumgebunden waren, sich von meinem Körper ablöste. Ich vermutete, dass es ganz dünne Aura-Schichten waren, die sich quasi entfalteten bzw. entwickelten. Mit der Zeit fühlten sich diese Schichten immer dicker und zähflüssiger bis fest an. Ich versuchte zu verstehen, was es mit der Entwicklung bzw. Entfaltung von Aura-Schichten zu tun hat und hatte mir ein Modell überlegt, wie folgt.

Die Aura eines Menschen, die voll ausgebildet ist, soll eine Reichweite von mehr als einem Kilometer haben. Dies heißt, dass die Aura sich über diesen riesigen Bereich als energetische Struktur erstreckt. Nun besteht die Aura selbst aus vielen Aura-Schichten, die ineinander verschachtelt sind, wobei die höherenergetischen Aura-Schichten die energetisch niedrigeren Aura-Schichten durchdringen und überstrahlen. Bei mir war es anfangs so, dass meine Aura nur eine geringe Ausdehnung hatte, vielleicht maximal bis von wenigen Metern. Vielleicht sogar unter einem Meter. Der genaue Wert ist unerheblich. **Entscheidend ist, dass eine schwach ausgedehnte Aura im Vergleich zu dem, was sie an maximaler**

Ausdehnung haben kann, extrem zusammen-gestaucht sein muss. Es ist, als ob diese einzelnen Schichten ganz dicht um den Körper herumgewickelt sind und zwar in einer Art Verdrillung. Aufgrund meiner Beobachtung kam es mir so vor, als ob die einzelnen Schichten zugleich gepresst, verschnürt und verklebt sind mit allen Variationen daraus. Um diese verdichtete Aura nach und nach wieder ausdehnen lassen zu können, muss Schicht für Schicht entwickelt (ent-drillt) und abgelöst werden. Genau dies scheint die Kundalini-Energie wie von selbst zu machen, indem sie immer mehr Energiebahnen freilegt und durchfließt.

Vor ca. 20 Jahren in einer Sitzung mit einem Medium, über das ich meinen Schutzengel befragen konnte, wurde mir gesagt, dass meine Aura sich entfalten würde. Metaphorisch gesagt, wäre bei mir aber eine harte Nuss zu knacken, vergleichbar mit einer Mandelnussschale, bis sich die Aura ausdehnen kann. Diese Metapher passt meines Erachtens sehr gut in das Bild einer stark verdichteten Aura. Eine verdichtete Aura ist wie ein energetischer Panzer, den wir um uns herum gebaut haben. Haben wir ihn um uns herum als Schutz gebaut? Wenn wir diesen aus Gründen des Schutzes gebaut haben, dann sicherlich aus einem falschen Verständnis heraus. Wir wollten uns womöglich vom anderen abgrenzen und wollten uns einigeln. Der Nachteil ist aber, dass wir uns mittel dieses Panzers zugleich auch von den uns umgebenden kosmischen Energien abgekoppelt und somit die Anbindung an unserer höheres Selbst verloren hatten.

Die Aura als Ganzes konnte ich nie wahrnehmen. Ich vermute, dass das, was dicht und quasi (noch) unbeweglich ist, mit den inneren Sinnen nicht wahrnehmbar ist. Vermutlich ist nur das, was Schicht für Schicht abgelöst wird und somit in Dynamik kommt, mit den inneren Sinnen wahrnehmbar. Die Energiebahnen derjenigen Schichten, die dicht sind, sind energetisch nicht durchflussfähig. Somit sind solche Schichten voller Energieblockaden, die aber von der pulsierenden Kundalini-Energie, sofern sie einmal freigesetzt wurde, nach und nach aufgelöst werden. Diese Blockaden-Auflösung lässt sich indirekt über die Veränderung an der Aura sowie an den damit verbundenen Symptomen (Begleit-Erscheinungen des Kundalini-Prozesses) wahrnehmen.

Die Begleit-Erscheinungen meines Kundalini-Prozesses waren wie folgt: Etwa drei Mal pro Jahr hatte ich starke Magenverstimmung in Verbindung mit Kopfschmerzen, was nach etwa 3-4 Tagen wieder vorbei war. Während dieser kurzen Zeit lag ich fast die ganze Zeit im Bett. Oder es kamen Schmerzen auf, die von früheren Verletzungen herrührten, die ihrerseits noch nicht gänzlich ausgeheilt waren. Diese Schmerzen hielten aber nur für kurze Zeit an. Zu nennen ist eine Verletzung am Meniskus, die ich mehrere Jahre zuvor beim Fußballspielen erlitten hatte. Die Schmerzen an diesem Meniskus kamen für ein paar Tage nochmals auf, ohne dass ich das Knie überlastet hätte. Einmal hatte ich über 2-3 Wochen lang Schmerzen im Brustkorb, als wäre ich von mehreren Dolchstichen durchbohrt worden. Diese Schmerzen kamen wie aus heiterem Himmel (ohne eine Verletzung), verschwanden aber wieder wie von selbst. Es war, als ob ein Geschehen aus einem früheren Leben nochmals ans Tageslicht kommen wollte, um dann ein für alle Mal ausgesöhnt zu werden (womöglich fand ich in einem früheren Leben durch Dolchstiche den Tod). Oder ich bekam einmal relativ starke Schmerzen im Magen-Darmbereich, die ebenso wie aus heiterem Himmel kamen, um nach wenigen Tagen aber wieder zu verschwinden. Hier ist zu sagen, dass ich im Magen-Darmbereich vermutlich in Verbindung mit einem Darmpilz schon seit längerer Zeit Probleme hatte.

Während meines Kundalini-Prozesses stellte ich weitere Begleiterscheinungen fest, die womöglich in Verbindung mit dem Einfluss der Kundalini-Energie standen, wie folgt: Ab und zu fühlte ich mich ziemlich müde und schlapp. Ab und zu zischte wieder Energie blitzartig durch meinen Körper. Manchmal erinnerte ich mich plötzlich an bestimmte Situationen, die ich in diesem Leben erlebt hatte. Einmal erinnerte ich mich sogar an eine frühere Geburt, wobei vor meinem inneren Auge ein Zeichentrickfilm ablief, der mir zu verstehen gab, dass es sich um eine bevorstehende Geburt handelte. Obwohl ich ein Mann bin, konnte ich außerdem in meinem Leib fühlen, als ob ich schwanger wäre. Ich konnte die schnellen Bewegungen des Kindes fühlen. Sodann konnte ich anhand des Zeichentrickfilms erkennen, dass die Geburt unmittelbar bevorstand. Mir war schnell klar, dass es sich um meine Geburt handeln sollte. Nach kurzer Pause vernahm ich eine Stimme, die vermutlich von meinem damaligen Vater stammte, der sich mir gegenüber sehr eifersüchtig zeigte. Ich konnte nichts sehen. An das, was er mir sagte, erinnere ich mich nicht mehr, aber ich konnte spüren, dass sich sein Hass auf mich übertrug. Das Gefühl, von nicht erwünscht zu sein, prägte sich in Form eines bestimmten Schmerzes in meiner Bauchgegend ein. Diese Art von Schmerz kam in diesem Leben immer dann auf, wenn ich das Gefühl hatte, etwas falsch gemacht zu haben oder nicht geliebt zu sein.

Da ich in Verbindung mit der Kundalini-Energie die verschiedenen Änderungen an meinem Aura-System immer dann spüren konnte, wenn ich mich etwas entspannte, neigte ich dazu, dieser Änderung große Aufmerksamkeit zu schenken. Eine Zeit lang war es so, dass mich dies im wahrsten Sinn des Wortes fesselte, einfach weil es sich immer faszinierend anfühlte, was in einem da vorging. Andere Dinge waren dann weniger wichtig, obwohl sie sicherlich auch wichtig gewesen wären. Z.B. ließ mich das Nachspüren oft nicht einschlafen, obwohl ich mich müde fühlte. **Hier also wäre zu empfehlen, sich von dem Einfluss der Kundalini-Energie nicht zu sehr vereinnahmen zu lassen.**

Wenn ich einen Rückblick über all die 21 Jahre tätige, kann ich gut und gerne sagen, dass der Kundalini-Prozess vergleichsweise zu dem, was ich von anderen Menschen schon gehört hatte, relativ harmlos verlief. In welcher Art und in welcher

Intensität sich solche Begleiterscheinungen bemerkbar machen, kann von Mensch zu Mensch sehr unterschiedlich sein. Deshalb ist immer Vorsicht bei der Arbeit mit der Kundalini-Energie geboten. Je besser das Aura-System für den Kundalini-Prozess vorbereitet ist, desto weniger Probleme gibt es in Verbindung mit der Kundalini-Energie.

Um sich für diesen Prozess gut vorbereiten zu können, kann die regelmäßige Energiearbeit am eigenen Energiekörper-System sehr von Nutzen sein. Hier gibt es viele Möglichkeiten, um dies tun zu können. Im Chakra-Handbuch von Sharamon, Shalia & Baginski und Bodo J. befindet sich eine sehr gute Zusammenstellung. Natürlich müssen nicht alle dort beschriebenen Disziplinen gemacht werden. **Jeder soll sich von diesen vielen Möglichkeiten genau das herauspicken, was ihm am besten zusagt.** Lieber weniger Dinge in Angriff nehmen, aber diese dann gut machen, als viele Dinge und diese dann schlecht machen. Hier gilt es in der Tat, erfühlen zu lernen, was uns in dieser Frage weiterbringt. Irgendwann kommt der Impuls, sich mit der Kundalini-Energie direkt zu befassen. Auch dies bitte erfühlen lernen!!! **Ich denke, dass** die Kundalini eines der größten Geschenke ist, die wir bekommen haben.

Deutung dieser nochmals aufkommenden Schmerzen.

Wenn Symptome wie aus heiterem Himmel auftreten, könnte dies bedeuten, dass die entsprechenden inneren Einstellungen oder Überzeugungen (ungeläuterte Vergangenheit) nun bereit sind, ins Licht überführt zu werden, sprich, neu überdacht zu werden, auf dass wir nach und nach zu einer Geisteshaltung kommen, die einem wahren Gotteswesen, wie wir alle es sind, geziemt. Im Zuge dieser Harmonisierung wird die ungeläuterte Vergangenheit wie von selbst geläutert, wobei die Schmerzen alter Verletzungen in abgeschwächter Form und ohne wirklichen Schaden nochmals kurz aufkommen, damit sie nochmals beleuchtet werden können. Erst dann, wenn bei dieser Neubeleuchtung das frühere falsche Denken und Fühlen ins rechte Licht gerückt wird, kann es losgelassen werden. Damit wird in uns die alte disharmonisch anmutende Information in eine neue harmonisch anmutende Information umgewandelt (transformiert), was uns insgesamt in eine entspannte(re) Geisteshaltung versetzt und die Zellen unseres Körpers in den Wachstumszustand bringt bzw. in diesem Zustand halten kann.

Dauer des Kundalini-Prozesses.

Die Dauer des Kundalini-Prozesses kann unterschiedlich lange sein. Dies hängt vom individuellen Weg ab. Im bereits erwähnten Kundalini-Handbuch wird von 15-20 Jahren gesprochen. Dieser Prozess kann in wenigen Fällen auch eine viel kürzere Zeit beanspruchen. Bei mir dauert er schon 21 Jahre, wobei ich sehr bald mit einem Abschluss rechne (vielleicht dieses Frühjahr?). Schon nach dem ersten Jahr dachte ich, dass es sich nur noch um wenige Wochen oder Tage handeln würde, bis mein Prozess abgeschlossen ist. Doch immer wieder konnte ich feststellen, dass sich immer neue Energie-Blockaden - noch größere Energie-Blockaden - auflösten. Entsprechend stärker wurde auch der spürbare Widerstand desjenigen Teils meiner Aura, der sich gerade in der Ablösung befand, wobei ja der stark verdichtete Teil nicht spürbar ist. Daher ist es unmöglich, die Gesamt-Dauer anhand des momentanen Prozesses erkennen zu können.

Obwohl der Kundalini-Prozess ständig an Stärke oder Intensität zugenommen hatte, hatte ich manchmal das Gefühl, er nehme kein Ende. Natürlich wusste ich, dass es ein Ende gibt. Aber mit der Zeit sind immer mehr und immer größere Energieblockaden aufgelöst worden. Oft sagte ich innerlich, dass dies der helle Wahn ist und dass bei dieser unglaublichen Aura eine Unmenge an Energie dahinterstecken muss. Anders konnte ich mir diesen Prozess nicht erklären. Und wenn dann einmal diese Aura voll entfaltet bzw. entwickelt und Blockaden-frei gemacht ist, dann muss sich ja etwas Großartiges ereignen.

Allein durch die Tatsache, dass sich ständig etwas tut und dass es ein Ende geben muss, konnte sich in mir ein Gefühl einstellen, dass es vorwärts geht. Auch wenn andere Dinge nicht so klappten, wie mein Ego das oft wünschte, so verhalf mir dieser Prozess, am Ball zu bleiben, weiter zu machen und die Geduld nicht zu verlieren. Ich musste mich immer wieder an das Endergebnis dieses Prozesses erinnern, damit ich die Geduld in so manchen Situationen nicht verlor.

Anpassungsschwierigkeiten des Körpers.

Wir leben in einer Zeit, in der verstärkt Themen der Selbstfindung, Selbstheilung, Selbst-Verwirklichung und Selbstentfaltung bearbeitet werden. Wie schon gesagt, geht damit einher, dass wir verstärkt mit verschiedenen Energien (feinstoffliche Energien, höherdimensionale Energien, kosmische Energien, innere Energien) konfrontiert werden. **Dies sind für unsere Körper nicht selten noch ungewohnte Energien.** Wenn dann diese ungewohnten Energien auf unsere Körper zu stark oder zu schnell einprasseln, kann es zu Anpassungsschwierigkeiten unserer Körper kommen. Hier haben wir es dann mit Symptomen zu tun, die sich in der Tat nicht mehr mit der herkömmlichen Medizin erklären lassen. Dabei wird hier die Kundalini-Energie des Menschen, die eine pulsierende Energie ist, in einem nicht unerheblichen Maße am Werk sein, zumal diese Energie im Zuge der verstärkten Energieeinwirkung und der Selbstentfaltung im Menschen verstärkt geweckt wird.

Unabhängig von der Stärke der Weckung hat die Kundalini-Energie die Aufgabe, alle Energiebahnen unseres Energiekörpersystems zu durchfließen. Aufgrund ihrer pulsierenden Art löst sie dabei

Energieblockade um Energieblockade auf und lässt die Aura mehr und mehr sich entfalten. Weil damit auch die Energiezentren der Aura (die sogenannten Chakras, welche als Sende- und Empfangs-Antennen dienen) harmonisiert und empfänglich für höherdimensionale Energien gemacht werden, sorgt die Kundalini zugleich dafür, dass auch innere höher-dimensionale Energien einfließen können. Dies trägt zur generellen Harmonisierung des Energie-Körpersystems und somit zur Blockaden-Lösung auf allen möglichen Ebenen bei. Über diesen Weg verschafft sich unser Geist einen Freiraum. Denn wenn am Ende dieses Prozesses alle Blockaden gelöst sind, kann sich unser Verstandes-Bewusstsein mit dem kosmischen Bewusstsein den Haupt-Energiekanal entlang über das Kronen-Chakra hinaus verbinden, um so die Grenzen des Verstandes aufzuheben. Daraus können Fähigkeiten, Talente und Gaben erwachsen, wie wir sie in unseren kühnsten Träumen nicht vorstellen konnten. Insofern ist die Kundalini-Energie so etwas wie die Wegbereiterin zur Befreiung unseres Geistes.

Jetzt kann es sein, dass die Seele eines Menschen einen großen Drang verspürt, die Befreiung des Geistes voranzubringen. Hat sich das

Verstandesbewusstsein (Ego) eines Menschen aber geweigert, an seiner Befreiung zu arbeiten, kann es sein, dass jetzt die Seele diese Befreiung dadurch anstößt, dass sie Situationen schafft, über die größere Mengen an Kundalini-Energie im Körper freigesetzt werden. Wenn der Mensch im Vorfeld nicht dafür gesorgt hat, dass sein Energie-Körpersystem darauf vorbereitet ist, kann es sein, dass diese Kundalini-Weckung nun größere Probleme bereitet. Es kann auch sein, dass große Mengen Kundalini freigesetzt werden, wenn man unter starken Drogen steht, Meditationen bis in die Exzesse betreibt oder gar gezielt Übungen zur Kundalini-Auslösung macht.

Ist das Energiekörpersystem für eine bestimmte Stärke der Kundalini-Auslösung nicht vorbereitet, kann es zu Anpassungsschwierigkeiten unseres Körpers kommen und den Körper stark belasten: Hitzewallungen, dann wieder Frösteln, Hören von Stimmen, Gemütszustände von Himmel hoch jauchzend bis zu Tode betrübt von dem einen Moment auf den anderen, ähnliche Symptome wie die einer Schizophrenie, usw. Solche Menschen können plötzlich sehr stark Energie geladen sein und können mitunter sehr unerträglich sein. Es kann auch sein, dass solche Menschen plötzlich (für gewisse Momente) geistig umnachtet sind und einen relativ großen Realitätsverlust erleiden. Ebenso kann es vorkommen, dass sich kurzzeitig die Wirbel der Wirbelsäule oder die Organe im Körper verschieben, dass Lichtblitze im Körper auftreten oder dass die Kundalini-Energie explosions- oder knallartig ihre Wege bahnt und das ganze Energiekörpersystem durcheinander bringt. Dies kann soweit kommen, dass kurzzeitig die Funktionen des Körpers vollkommen außer Kraft gesetzt werden (todähnliche Zustände), was zugleich mit außerkörperlichen Erfahrungen einhergehen kann. Der Mensch kann sich so über einen gewissen Zeitraum an der Kippe zwischen „Tod" und Leben befinden. Wie der Verlauf ist oder sein wird, ist nicht vorhersagbar. Hier ist wahrlich Vertrauen in höchstem Maße angesagt.

Wenn solche extreme Symptome auftreten, ist es sehr wichtig, dass man nicht gleich in Panik gerät und nicht allzu schnell versucht ist, Dinge zu unternehmen bzw. unternehmen zu lassen, die die Situationen noch verschlechtern könnten. Bei solchen Menschen ist es sehr wichtig, dass sie immer wieder aufgefangen werden, dass man ihnen gegenüber große Geduld aufbringt, dass man sich um sie kümmert, aber auch, dass man ihnen die Ruhe lässt, die sie brauchen.

Die Erfahrung mit einer von mir einmal in Obhut genommenen Frau, die sowohl auf Entzug von Psychopharmaka war als auch eine Kundalini-Krise hatte, hatte gezeigt, dass man in manchen Momenten wirklich nicht mehr sagen konnte, ob solche extremen Zustände die Folgen der Entzugserscheinung oder der Kundalini-Krise waren. Es dürfte wohl bekannt sein, dass auch bei Entzugserscheinungen Menschen an die Kippe zwischen Leben und „Tod" kommen können, wie es bei einer Kundalini-Krise ebenso möglich ist.

Ich spreche von Phänomenen, für die nicht immer eine Diagnose im klassischen Sinn möglich ist bzw. bei denen Dinge mit im Spiel sind, die bislang in der klassischen Medizin weitestgehend unbekannt sind. Bei solchen Phänomenen gibt es, wenn sie ausarten, kein Patentrezept und keine Gewähr für nichts, egal zu welchen Möglichkeiten wir uns hinreißen lassen. Ob wir bei diesen erwähnten Symptomen etwas unternehmen oder nicht, kann es so oder so ausgehen.

Die Verabreichung von abhängig-machenden Medikamenten wie Psycho-Pharmaka sollte hier als letztes Mittel in Betracht gezogen und ohnehin mit Bedacht durchgeführt werden. Wenn irgendwie möglich, sollten Freunde, Bekannte oder Familienmitglieder einen solchen Menschen solange in seinem gewohnten vertrauten Umfeld in Obhut nehmen, bis er sich wieder gefangen hat. Natürlich können situationsbedingt Ärzte oder Therapeuten konsultiert werden. Jedoch sollte der Weg in die Psychiatrie als letzter Ausweg angesehen werden.

Wenngleich ich hier mitunter auf mögliche, aber auch auf schon sich zugetragene Extremfälle verweise, *sollte doch klar gestellt werden*, dass diese **nicht die Regel** sind und zu den wirklich wenigen Ausnahmen zählen. Aber sie kommen nach meiner Feststellung (aufgrund von persönlichen Berichten) heutzutage doch immer wieder auf. In der Regel lassen sich die Kundalini-Erfahrungen relativ gut meistern, haben sie ja doch den Sinn, um zur Befreiung des Geistes zu kommen.

Erstaunlich ist, dass trotz der oben beschriebenen Extrem-Zustände bei den mir bekannten Fällen <u>kein wirklicher Schaden am Körper</u> aufgekommen ist. Gerade deshalb finde ich das Wissen um die Phänomene in Verbindung mit der Kundalini-Energie oder mit sonstigen

Lichtkörper- oder Transformations-Prozessen sehr hilfreich, damit gewissen Ängsten der Nährboden genommen werden kann. Denn bei Angst laufen wir leicht Gefahr, Dinge zu unternehmen, die die Situationen noch verschlechtern könnten. *Während wir im Normalfall nichts weiter tun müssen, als geschehen zu lassen und auszuhalten, gilt es bei Extremfällen natürlich auszuloten, wie weit wir unser Leben in die Hände Gottes legen oder/und in die Hände von Ärzten und Therapeuten.*

Was nehmen wir am anderen wahr?

Es gibt empathische Menschen, die wahrnehmen, wie wir uns fühlen. Manchmal empfinden sie es als unangenehme oder schlechte Energie. Doch entspricht ist dies wirklich unserem wahren Wesen? Ich denke nicht. Denn solange wir uns unseres wahren Wesens nicht gewahr sind, legen wir Züge oder Charaktere oder Eigenschaften an den Tag, die nicht unserem wahren Wesen entsprechen. Bedenken wir, dass wir uns noch als Körper fühlen und nicht als Geist. Der Körper ist eine Art Maske, die wir spielen. Sie hat ein Eigenleben bekommen, das auf Programm aus ist. Wir sind darauf programmiert, Dinge zu tun, damit wir beim anderen ankommen, damit er uns liebt, damit er uns schätzt und würdigt. Wir sind darauf programmiert, bestimmte Leistung zu erbringen, um das Gefühl von Anerkennung sowohl im anderen als auch in uns selbst auszulösen. Dieses Programm hindert uns daran, so zu sein, wie wir vom Innersten her sein wollen.

Um das Gewahrsein unserer Göttlichkeit rückerstattet bekommen zu können, müssen all diese Programme bzw. die Wirkungen davon zum Vorschein kommen, damit wir sie transformieren können. Also wenn gerade ein unangenehmes Gefühl in Verbindung mit einer bestimmten Situation (Streit, Misserfolg, Unfall, Verletzung, ...) aufkommt, hilft es uns am besten, wenn wir dieses Gefühl zulassen, aber im Hinterkopf haben, dass es nur vorübergehend ist und nicht wirklich unserem ureigenen Wesen entspricht. So kann dieses Gefühl gehen und dem Gefühl der Freude bzw. dem Gefühl der Liebe Platz machen.

Was wir also im Konflikt oder in unangenehmen Situationen an uns wahrnehmen bzw. was der andere an uns dabei wahrnimmt, ist immer nur etwas Vorübergehendes, es sei denn, es bringt uns überhaupt nicht aus der Fassung. Letzteres ist dann der Fall, wenn wir unsere wahre Mitte gefunden haben. Dann kann uns nichts wirklich aus der Ruhe bringen. Dann bräuchten wir ein Dasein auf Erden (zum Lernen) nicht wirklich mehr fristen. Sofern wir dieses Dasein dann trotzdem fristen, wird es z.B. diejenigen Gründe haben, um in der körperlichen Form den Menschen weiter zu Diensten zu stehen. Wir könnten dies auch aus höheren Ebenen tun. Doch wenn es zu unserem Seelenplan gehört, in körperlicher Form weiterhin zu Dienste zu stehen, werden wir die körperliche Form beibehalten, obwohl wir dies für uns selbst nicht bräuchten. **Somit hat diese Angelegenheit immer etwas mit einer Entscheidung zu tun, nicht aber mit einer Notwendigkeit.**

Also, solange wir selbst noch nicht im Gewahrsein unserer wahren Göttlichkeit sind, werden wir (ungewollt) Eigenschaften an den Tag legen, die nicht unserem wahren Wesen entsprechen. Wenn dann jemand anders der Meinung ist, er würde eine gute Menschenkenntnis haben, nur weil er Deine Charaktere, Eigenschaften und Eigenarten meist gut widergeben kann, täuscht er sich gewaltig. Er nimmt ja nur etwas Vorübergehendes wahr nicht aber Dein wahres

Wesen. **Wahre Menschenkenntnis besitzt nur derjenige, der im anderen das Göttliche erkennt und der zugleich erkennt, dass der andere immer nur diejenige Rolle spielt, die auf sein eigenes Selbstbild hinweist.** Ein Selbstbild kann falsch sein. Es ist falsch, wenn es nicht im Einklang mit dem wahren Selbst steht, das wir in Wirklichkeit sind.

Als Buddha in den Zustand höchster Erleuchtung gekommen war, äußerte er, wie Udo Petscher (siehe: http://www.holofeeling.com/) schreibt, als erstes Folgendes: *„Ist das nicht alles vollkommen wunderbar!!?? Ist diese Schöpfung nicht der absolute Wahnsinn!? Ich selbst und alle von mir geträumten Lebewesen und Erscheinungen erlangen im selben Augenblick die Erleuchtung ihres Daseins!"*

Sofern wir in diesem Zustand nicht sind, sind wir uns dessen nicht gewahr. Dann sehen wir in uns und im anderen etwas, was eben nicht unserer/seiner wahren göttlichen Natur entspricht. Und doch ist die wahre göttliche Natur in jedem von uns vorhanden. Von daher, denke ich, ist das rechtmäße Urteil Folgendes: Wir sehen im anderen beides: sowohl seine wahre Göttlichkeit als auch die vorgeschobenen (egoistischen) Eigenschaften, wobei das, was uns an ihm auffällt, immer auch die Funktion hat, mir meine eigene Selbsteinschätzung widerzuspiegeln. Erst dann, wenn wir diese beiden Sichtweisen zu einer Synthese vereinen, fällen wir meines Erachtens ein rechtmäßiges Urteil über uns und die anderen und ermöglichen uns, Schritte zu unserer Erleuchtung hin zu machen.

Ich weiß, dass ich nichts weiß und ich weiß auch, dass ich alles weiß. Würde ich nur sagen: „Ich weiß, dass ich nichts weiß", würde ich nicht zum Wissen gelangen können, weil ich für das wahre Wissen nicht offen wäre. Ich würde es ja immer leugnen. Würde ich auf der anderen Seite nur sagen: „Ich weiß alles", würde ich genauso wenig offen für das wahre Wissen sein, weil ich mich ja vor neuem Wissen verschließen würde. Ich denke dann ja, dass ich schon alles weiß. Nur das „sowohl als auch" bringt uns zum wahren Wissen, weil es ja alles offen lässt.

Hierzu schreibt Udo Petscher weiter: *„… Unter dieser Voraussetzung wird das „Lehren wollen" meiner Mitmenschen zu einer paradoxen Angelegenheit. Wie will ich jemanden etwas lehren, wenn dieser jemand ein Teil von mir selbst ist? Wenn ich mich selbst als weise betrachte und zu einem Lehrer erhebe, muss auch jeder Teil von mir* ein Lehrer von mir selbst sein. Ein „normaler Lehrer", der glaubt einem Unwissenden etwas lehren zu müssen, erhebt sich damit selbst zu einem Unwissenden, da sein Gegenüber ja nur eine geistige Projektion seines eigenen Selbst darstellt. Ein wirklicher Lehrer erkennt, dass er genaugenommen immer der Schüler von ALLEM und damit auch von seinen eigenen Schülern sein sollte. Man muss sich also zum Schüler von ALLEM erniedrigen, wenn man ein wirklich weiser Lehrer werden möchte! Nur wenn man erkennt, dass ALLES und JEDER von GOTT nur dazu geschaffen wurde, um aus sich selbst heraus wachsen zu können, ist man wirklich Weise".

Unser aller Schöpfertum.

Vielleicht sollte noch angemerkt sein, dass wir durchaus auch materielle Ziele verfolgen können. Dies tut im Hinblick auf unser Glück keinen Abbruch, sofern wir diese Ziele spielerisch verfolgen und damit gewisse Erfahrungen sammeln, die wir eben sammeln wollen. Wir alle sind schließlich Schöpfer, die immer etwas schaffen und mit dem Geschaffenen in Verbindung stehen. Daher brauchen wir uns nicht einmal selbst zu finden, weil es nicht wirklich um die Selbstfindung oder Vervollkommnung geht. Wir sind in Wirklichkeit heil, ganz und vollständig. **Warum also nach etwas suchen, was wir (bereits) sind?** Es geht vielmehr darum, dass wir unser Schöpfertum immer neu entdecken und dass wir nach der Entscheidung trachten, was wir tun, sein und erleben möchten. Nur in diesem Sinne macht das Schöpfen wirklich Spaß. Wenn wir aber glauben, dass die Verwirklichung irgendwelcher materieller Ziele uns glücklicher machen könnte oder vollständiger oder heil oder ganz, liegen wir einem grundlegenden Denkirrtum auf, der nie unsere Sehnsüchte stillen lässt. Ein solcher Glaube hält uns nur davon ab, unserer wahren Göttlichkeit gewahr zu sein.

In erster Linie ist dieses Buch dazu gedacht, auf die Kundalini aufmerksam zu machen, weil sie insbesondere in der heutigen Zeit in immer mehr Menschen erwacht. Da wir Menschen derzeit eher noch unbewusste Schöpfer sind, kann die Kundalini in unser Leben treten, ohne dass wir sie bewusst in uns aktiviert haben. Deshalb ist es von Vorteil, über sie Bescheid zu wissen, falls sie in irgendeiner Form in unser Leben tritt. Natürlich können wir auch bewusst diese Energie aktivieren und mit ihr arbeiten. Wer sie in sich aktivieren möchte, sollte dies aber möglichst nur dann tun, wenn er gut dafür vorbereitet ist oder einen inneren Impuls dafür verspürt oder wenn er entsprechende Zeichen geschickt bekommen hat. Diese Empfehlung spreche ich deshalb aus, weil diese Energie eine sehr mächtige Energie ist. Sobald sie in unser Leben tritt, können wir sie nicht mehr stoppen. Dies sollte jedem klar sein. Nichts desto trotz ist sie ein Segen, weil sie unserer spirituellen Entwicklung dienlich ist.

Schlussbemerkungen.

Vielleicht sollte noch angemerkt werden, dass es mir nicht darum geht, Hinweise zu geben, um schneller zum Gewahrsein unserer Göttlichkeit zu kommen. In erster Linie möchte ich darauf aufmerksam machen, dass wir in jedem Moment die Wahl haben, zweierlei Dinge zu tun. **Entweder** wir können etwas tun, was uns weiterhin an die Materie bindet und uns in unserem unbewussten Schöpfertum hält. **Oder** wir können etwas tun, was uns schwingungsmäßig wie von selbst anheben lässt und uns zum bewussten Schöpfertum führt. In dem obigen Bild habe ich versucht, dieses Prinzip schematisch darzustellen. Dies bedeutet aber nicht notwendigerweise, dass Unternehmungen, die Spaß machen (reisen, Karussell fahren oder anderes) uns an dieser Bewusstwerdung immer hindern. Sie tun es nur dann, wenn wir unser Glück im außen suchen und wir nicht wirklich erkennen, dass wir alles in uns tragen, was wir zu unserem wahren Glück benötigen.

Nun, wer in Verbindung mit der Kundalini-Energie mit Symptomen zu tun hat, die ihm größere Schwierigkeiten bereiten, dem empfehle ich, unter anderem Folgendes zu tun: Er sollte natürlich in erster Linie versuchen, die Ruhe zu bewahren. Dann kann es sehr hilfreich sein, sich mit anderen Menschen auszutauschen, z.B. über entsprechende Foren. Versucht auch, Eure Nächsten oder auch Euren Arzt darüber zu informieren, soweit er dafür offen ist. Manchmal hilft es sehr, wenn der andere für Euch da sein und ggf. auch für Euch sorgen kann, falls Ihr gerade sehr geschwächt seid. Natürlich können hie und da auch Medikamente zur Linderung der Symptome verhelfen. Meist verschwinden die Symptome aber nach einer gewissen Zeit wie von selbst (ohne Medikamente). Sicherlich gibt es hierfür kein Patentrezept. Versucht daher, intuitiv erspüren zu lernen, was Euch für den Moment am besten hilfreich ist!

Wir leben auch in einer Zeit der Aufklärung. Ich sprach davon, dass die Schuldmedizin bei diesen neuzeitlichen Symptomen noch Aufklärungsbedarf hat. **Insofern appelliere ich auch an die Vertreter der Schulmedizin, sich mit den Vorgängen der feinstofflichen Energiekörper sowie mit den sogenannten Lichtkörper-Symptomen vertraut zu machen (Buch siehe Literatur).** Es braucht die Synergie aller Disziplinen im Heilwesen, mit der ich mich unter anderem auf meinen beiden Internetseiten eingehend befasse (siehe Quellenangaben).

Literatur und Quellenangaben.

Holofeeling: http://www.holofeeling.com/

Chakra Handbuch; Sharamon, Shalia & Baginski and Bodo J.
http://www.amazon.de/Handbuch-grundlegenden-Verst%C3%A4ndnis-praktischen-Anwendung/dp/3893850384

Das Kundalini Handbuch, Genevieve Lewis Paulson
http://www.amazon.de/Kundalini-Handbuch-umfassende-praktische-Freisetzen-Chakra-Energien/dp/3893850910/ref=sr_1_1?s=books&ie=UTF8&qid=1457025882&sr=1-1

Der Energiekörper des Menschen; Cyndi Dale
http://www.amazon.de/Energiek%C3%B6rper-Menschen-Handbuch-feinstofflichen-Anatomie/dp/3778782320/ref=sr_1_1?ie=UTF8&qid=1457025998&sr=8-1&keywords=energiek%C3%B6rper+des+menschen

Meine Internetseiten
http://www.lichtpfeiler.com/
http://www.franzguenter-leicht.net

Synergien im Heilwesen, Lulu-Press, Leicht Franz Günter, Gardelegen, 2016
http://www.lulu.com/spotlight/franzguenter

www.ingramcontent.com/pod-product-compliance
Lightning Source LLC
Chambersburg PA
CBHW070327290526
45791CB00003B/1287